Inhaltsverzeichnis

One Pot Kochbuch: Die einfachsten One Pot Rezepte für die schnelle Küche. One Pot Low Carb, One Pot Vegan und One Pot Pasta

Das Rezeptbuch der Extraklasse

Autor - Detlef Groeger

Vorwort

Lieber Leser, liebe Leserin.

Herzlich Willkommen und vielen Dank für Dein Vertrauen und den Kauf dieses Buches.

In diesem Buch behandeln wir das Thema Gerichte aus einem Pot. Dem sogenannten One-Pot. Dieses Kochbuch enthält 55 leckere One-Pot- Rezepte. Leicht und einfach nach zu kochen.

Im Rahmen der Recherchen wurde festgestellt, dass dieser Trend aus den USA schon von unzähligen Menschen genutzt wird.

Die One-Pot-Rezepte sind hervorragen dazu geeignet, mal wieder den Kühlschrank aufzuräumen. :-)
Im Gegensatz zu herkömmlichen Gerichten sind die One-Pot-Speisen weniger zeitaufwendig. Diese Rezepte sind optimal für Menschen mit einem straffen Zeitplan. One-

Pot ist keine neue Erfindung aus den Staaten, denn die One-Pot Küche lässt sich auf der ganzen Welt finden.

Ob in europäischen Ländern, in asiatischen Ländern oder in den arabischen Ländern, One-Pot ist auf der ganzen Welt vertreten. Denken wir einmal an die spanische Paella, an ungarischen Gulasch oder den Risotto aus Italien und auch in Deutschland haben wir jede Menge Eintöpfe - also One-Pot.

Die Menschen, die schon One-Pot- Gerichte gekocht haben sind begeistert, wie lecker die Rezepte sind, und mit wie wenig Zeitaufwand, das Essen fertig ist. Du gibst einfach alles in einen Topf , Fleisch, Fisch Gemüse, Kartoffeln, was das Herz begehrt.

Dieses Buch beinhaltet Rezepte für die Vegane Küche, sowie Rezepte für Pasta, Low Carb und die schnelle Küche.
Unter anderem sind One-Pot-Gerichte wahre Energiesparer, ein Topf, wenig Abwasch und fertig!
Mit anderen Worten, dieses Buch gehört in

jeden Haushalt.

Die One-Pot Küche erlaubt Dir Deine Kreativität, voll zur Geltung zu bringen. Es macht einfach riesen Spaß diese Rezepte zu kochen, Du kannst dich so richtig austoben.

Also einfach auf den Punkt gebracht:
One Pot ist schnell, lecker, gesund und macht nachhaltig satt.

Viel Spaß beim Kochen und einen guten Appetit.

Dein

Detlef Groeger

Pasta – Rezepte

One-Pot-Pasta mit Quorn-Hack

Zutaten für 4 Personen:

- ½ Packung Spaghetti
- Basilikum im Topf
- ½ Packung Pilze
- 200g Erbsen
- 10 Stangen Lauch
- 300g Sahne
- 1 Packung Quorn-Hack
- Salz, Pfeffer
- Parmesan

Zubereitung:

1. Schneide die Pilze und den Lauch nach dem Waschen in kleine Stücke.
2. Rupfe alle Basilikumblätter der Pflanze ab und wasch auch diese.
3. Brate nun das Quorn-Hack oder normales Hackfleisch kurz an.
4. Gib anschließend die Spaghetti, die Pilze, den Lauch, das Basilikum, die Erbsen und das Quorn-Hack in einen Topf.

5. Gieße 300 ml Wasser und 300 g Sahne in den Topf und bring die Zutaten unter ständigem Rühren zum Aufkochen.
6. Sobald die Spaghetti fertig sind, ist dein Essen auch bereits fertig.
7. Schmeck es nun noch mit Gewürzen ab und bestreue es kurz vor dem Servieren mit Parmesan.

One Pot Pasta "Caprese"

Zutaten für 4 Personen:

- 500 g Fusilli oder Penne
- 125 g Mozzarella
- 1 großes Glas getrocknete Tomaten in Öl (320 g Abtropfgewicht)
- 2 Knoblauchzehen
- 1 Bund Basilikum
- 200 g Sahne
- 1 Liter Wasser
- 75 g Parmesan am Stück
- Salz, Pfeffer
- etwas Zitronenabrieb

Zubereitung:

1. Schneide zunächst den Mozzarella in Würfel, gieß die Tomaten ab und schneide diese in kleine Stücke,

schäle anschließend den Knoblauch und hacke ihn fein, wasch den Basilikum und hack die Hälfte davon grob, reibe nun den Parmesan und stell ihn auf die Seite.

2. Gib sodann die Nudeln zusammen mit dem Mozzarella, den Tomaten, dem Basilikum, Knoblauch, Salz, dem Wasser und der Sahne in eine hohe Pfanne oder einen flachen, großen Topf und verrühre alles miteinander.
3. Bring es auf höchster Stufe zum Kochen, sobald alles gekocht hat, reduziere die Hitze, koch es nun für 10 – 15 Min. weiter auf mittlerer Stufe, rühre dabei alle 2-3 Minuten kräftig um, nach 10 Minuten kannst du testen, ob die Nudeln gar sind oder nicht. Wenn nötig gieß ggf. 50 – 100 ml Wasser nach.
4. Sobald die Nudeln „al dente“ sind, noch den geriebenen Parmesan unterheben, den Zitronenabrieb dazugeben, den restlichen Basilikum in Streifen schneiden und unterrühren sowie mit Pfeffer abschmecken.
5. Und schon kannst du dieses Gericht genießen!

One-Pot-Pasta ala Puttanesca

Zutaten für 4 Portionen:

- 500 g Tomaten
- ½ Bund frisches Basilikum
- 100 g schwarze Oliven; entsteint
- 3 El Kapern
- 1 getrocknete Peperoni
- 2 Knoblauchzehen
- 2 El Tomatenmark
- 7 Sardellenfilets
- 1 Zitrone
- 500 g Spaghetti
- 400 ml Wasser
- 100 ml Weißwein
- Salz & Pfeffer
- 50 g Parmesan

Zubereitung:

1. Wasche zunächst die Tomaten und schneide sie klein. Wasche den Basilikum, zupfe die Blätter ab und hacke ihn klein. Hacke ebenfalls die Peperoni und die enthäuteten Knoblauchzehen klein und schneide auch die Sardellenfilets.
2. Gib die Spagetti in einen Topf, bedecke sie mit Wasser und bring das Wasser zum Kochen.

3. Gib sodann Tomaten, Basilikum, Oliven, Kapern, Peperoni, Knoblauch, Tomatenmark, Weißwein und Sardellenfilets mit in das kochende Wasser.
   Rühre alles gut durch und koch die Spagetti al dente. Füge einen Spritzer Zitronensaft hinzu und schmecke es mit Salz und Pfeffer ab.
4. Reibe den Parmesan und verteile nun auch diesen auf den Spaghetti.

One Pot Pasta: Würzige Hähnchen-Rigatoni

Zutaten für 4 Portionen:

- 350 g Rigatoni
- 400 g Hähnchenbrustfilet
- 1 Zwiebel
- 1 rote Paprika
- 150 g Champignons
- 750 ml Hühnerbrühe
- 250 ml Weißwein
- 1 Esslöffel Kräuter der Provence
- 3 Knoblauchzehen
- 300 g gehackte Tomaten
- 50 g Parmesan
- 2 Zweig(e) Basilikum

- Salz, Pfeffer

Zubereitung:

1. Schäle die Zwiebeln und Knoblauch und hacke beides fein. Wasche die Paprika, entferne die Kerne und schneide die klein. Schneide sodann auch die Pilze in kleine Stücke und das Hähnchenbrustfilet in Stücke.
2. Gib alle Zutaten, bis auf den Käse und das Basilikum, in einen großen Topf und bring diesen zum Kochen.
3. Reduziere die Hitze und lass es für 10 Minuten köcheln. Rühre am besten gelegentlich um. Das Gericht muss solange gekocht werden, bis die Nudeln gar sind.
4. Reibe dann den Parmesan. Würze die Pasta mit Salz und Pfeffer und gib den Parmesan und das Basilikum darüber.
5. Nun kannst du das Gericht servieren.

One Pot Pasta mit Radicchio, Chorizo und Walnüssen

Zutaten für 2 Personen:

- 250 g Pasta
- 4 getrocknete Tomaten in Öl

- ½ EL Fenchelsamen
- 2-3 kleine Chorizo-Würste
- 1/2 kleine Radicchio-Knolle
- 1 Knoblauchzehe
- 1 Hand voll Walnüsse
- 50 g Parmesan
- 3 El Olivenöl
- 550 ml Wasser
- Salz und Pfeffer

Zubereitung:

1. Schneide zunächst die Chorizo in Scheiben. Lass die getrockneten Tomaten abtropfen und schneide diese in kleine Stücke. Entferne danach die äußeren Blätter des Radicchio und auch den Strunk und schneide die Blätter in grobe Streifen. Putz sodann den Knoblauch und schneide auch diesen klein. Danach drück leicht den Fenchelsamen an.
2. Gib nun alles zusammen bis auf die Walnüsse mit der Pasta in einen Topf und füge auch noch 500 ml Wasser und das Olivenöl hinzu.
3. Gewürzt wird mit Salz und Pfeffer und schon kann alles einmal aufkochen und für weitere 10 Minuten leicht weiter kochen. Rühre jedoch auch immer wieder mal um!

4. In der Zwischenzeit hacke am besten bereits die Walnüsse grob und röste sie in einer Pfanne kurz an.
5. Sobald die Pasta „al dente“ ist mit den Walnüssen garnieren und genießen.

Bunte One Pot Gemüse Pasta

Zutaten für 2 Portionen:

- 1 Pkg. Rote Linsen Penne
- ½ Brokkoli
- 2 Zehen Knoblauch
- 175 g Cocktailtomaten
- 150 g Fisolen
- 2 Frühlingszwiebeln
- 2 EL Basilikum {gehackt}
- 2 Lauchzwiebeln
- 2 ½ Tassen Gemüsesuppe {entspricht 600 ml}
- Salz & Pfeffer
- etwas geriebener Chili
- 2 EL Olivenöl
- 125 ml Schlagobers {veganer Schlag}

Zubereitung:

1. Reinige zunächst das Gemüse.
2. Entferne den Strunk vom Brokkoli und zupf die Brokkoli-Rosen ab. Schneide

nun die Lauchzwiebeln klein und halbiere die Tomaten. Danach schäle den Knoblauch und halbiere auch diesen.
3. Gib anschließend Gemüse und Pasta in einen Topf und lass es für ca. 12 Minuten kochen. Rühre ruhig ab und zu um.
4. Das wars! Du kannst jetzt das Gericht servieren!

One-Pot-Pasta: Italienischer Wundertopf

Zutaten für 2 Portionen:

- 1 Zwiebel
- 1 Knoblauchzehe
- 250 g Pasta (Farfalle, Penne oder Fusilli)
- 100 g Spinat frisch oder 3 Taler TK Spinat
- 1 Dose Tomaten
- 1 Handvoll Basilikum
- 2 TL Majoran
- ¼ TL Chilipulver
- 2 EL Olivenöl
- 1 EL Frischkäse oder z.B Soja Cuisine
- 1 ½ Becher Gemüsebrühe

- Salz und Pfeffer

Zubereitung:

1. Schäle zunächst die Zwiebel und den Knoblauch und schneide beides fein. Schneide den Basilikum etwas kleiner und den frischen Spinat genauso.
2. Gib alle Zutaten in einen großen Topf und gieß etwas Gemüsebrühe auf. Bring die Nudeln darin zum Kochen. Sobald diese fertig sind, ist auch dein Gericht fertig. Gieß bei Bedarf noch Flüssigkeit nach.
3. Danach wird das Gericht nur noch abgeschmeckt und kann schon serviert werden.

Tex-Mex One Pot Pasta

Zutaten für 3 Portionen:

- 200 g Nudeln, z.B Spirelli
- 1 Dose Mais
- 1 grüne Paprika
- 1 kleine Zwiebel
- 1 Dose Tomatensauce, mit Stücken
- 1 Prise Cayennepfeffer
- 1 TL Salz
- 2 TL Olivenöl

- 4 Tassen Hühnerbrühe
- 150 g Bohnen, schwarz
- 100 g Käse, gerieben

Zubereitung:

1. Schneide alle Zutaten, bis auf die Bohnen und den Käse, klein.
2. Gib es in einen Topf, rühre die Mischung um und bring es zum Kochen. Das Ganze muss für 12-15 Minuten kochen. Etwa die Hälfte der Flüssigkeit sollte sich noch im Topf befinden.
3. Nimm nun den Topf vom Herd und gib auch die Bohnen und den Käse hinzu.
4. Wärme die Bohnen auf und lass den Käse schmelzen.
5. Lass nun die restliche Flüssigkeit verdampfen und schon kannst du es servieren!

One Pot Pasta mit Pute und Pilzen

Zutaten für 4 Portionen:

- 400 g Putengeschnetzeltes
- 200 g Champignons, braun
- 1 Bund Frühlingszwiebeln
- 200 g Cocktailtomaten
- 350 ml Gemüsebrühe

- 250 ml Sahne, evtl. mit 7 % Fett
- 300 g Penne
- 175 g Kräuterfrischkäse, evtl. fettreduziert
- n. B. Salz und Pfeffer
- n. B. Paprikapulver
- n. B. Chilipulver
- n. B. Basilikum
- n. B. Petersilie

Zubereitung:

1. Würze zunächst in einem Topf das Putengeschnetzelte mit Salz, Pfeffer und Chili.
2. Brate das Fleisch danach mit den geviertelten Champignons und den in Ringe geschnittenen Frühlingszwiebeln an.
3. Halbiere anschließend die Cocktailtomaten und gib auch diese dazu.
4. Gieß alles nun mit Gemüsebrühe und Sahne an und bring es zum Kochen.
5. Gib die Nudeln hinzu und gare diese bei mittlerer Hitze. Wenn die Nudeln gar sind und die Soße eingekocht ist, dann kannst du auch den Kräuterfrischkäse unterrühren.

6. Schmecke das Gericht zum Schluss mit Basilikum und Petersilie ab und schon kannst du es servieren.

One Pot Penne mit Parmesan

Zutaten für 2 Portionen:

- 250 g Penne
- 250 g Hähnchenbrustfilet
- Öl
- 400 g Tomaten, stückige
- 30 g Parmesan
- 1 EL Sahne
- 250 ml Gemüsebrühe
- 1 Paprikaschote
- 1 TL Knoblauchgranulat
- 1 TL Pfeffer, schwarzer
- 1 TL Salz
- 1 EL Basilikum, frisches, etwas zerpflückt

Zubereitung:

1. Schneide zuerst das Hähnchenfleisch und die Paprika in kleine Stücke.
2. Danach die Hähnchenstückchen in ein wenig Öl anbraten, die Paprika zugeben und ein bisschen mitbraten.

3. Verrühre anschließend die Gemüsebrühe mit Salz und Knoblauchgranulat und gib dies zusammen mit den ungekochten Nudeln und Tomaten in die Pfanne oder den Kochtopf.
4. Bring alles zum Kochen und gare die Nudeln solange, bis diese „al dente“ sind. Das sollte ungefähr 15 bis 20 Minuten dauern.
5. Gib anschließend die Sahne hinzu und lass auch diese nochmals für eine Minute mitköcheln.
6. Rühre sodann den geriebenen Parmesan und den Pfeffer ein und vermische alles miteinander.
7. Zum Schluss hebe noch den Basilikum unter und schon kannst du dieses leckere Gericht servieren.

One Pot Swedish Meatballs

Zutaten für 3 Portionen:

- 500 g Rinderhackfleisch
- 1 Ei
- 1 EL Semmelbrösel
- 500 ml Milch
- 500 ml Rinderbrühe
- 500 g Bandnudeln oder Eiernudeln

- Salz und Pfeffer
- n. B. Petersilie
- n. B. Parmesan, frisch gerieben

Zubereitung:

1. Das Rinderhackfleisch mit Ei, Semmelbrösel, Salz und Pfeffer in eine Schüssel geben und gut durchkneten. Forme ca. Golfballgroße Bällchen aus der Masse.
2. Erhitze in einem großen Topf etwas Öl und brate die Bällchen darin schön braun an. Lösche es mit der Rinderbrühe und der Milch ab und lass das Ganze einmal aufkochen. Schmeck es dann ggf. nochmals. mit etwas Brühe oder Salz und Pfeffer ab.
3. Füge die Nudeln hinzu und koche es solange, bis die Flüssigkeit gut aufgesaugt wurde.
4. Rühre zum Schluss den Parmesan unter. Warte bis er geschmolzen ist und gib kurz vor dem Servieren noch etwas Petersilie hinzu.

One-Pot-Pasta à la Fricassee

Zutaten für 4 Portionen:

- 300 g Möhren

- 1 Glas Spargel, weiß, 200 g
- 2 kleine Lauchzwiebel(n)
- 400 g Hähnchenfilet
- 1 TL Sonnenblumenöl
- 500 ml Gemüsebouillon
- 200 ml Cremefine oder Schlagsahne
- 300 g Bandnudeln, trocken
- 100 g Erbsen, TK
- n. B. Zitronensaft
- etwas Worcestersauce, einige Spritzer
- Salz und Pfeffer

Zubereitung:

1. Die Möhren putzen, schälen, längs halbieren und in dünne Scheiben schneiden. Lass den Spargel abtropfen und schneide ihn in Stücke. Wasch nun die Lauchzwiebeln und schneide auch sie in kleine Ringe. Wasch sodann das Hähnchenfilet, schneide es in Stücke und würz es gut mit Salz und Pfeffer.
2. Das Öl in einer großen Pfanne mit hohem Rand oder in einem Topf erhitzen, das Fleisch darin rundherum ca. 2 Minuten anbraten.
3. Die Lauchzwiebeln, den Spargel und die Möhren dazugeben, weitere 2 Minuten mitdünsten, dann mit Salz und Pfeffer würzen.

4. Nun die Bouillon und die Sahne oder Cremefine zugießen und alles aufkochen lassen.
5. Gib anschließend die Nudeln und Erbsen dazu und lass es für ca. 15 bis 20 Minuten bei mittlerer Hitze köcheln. Sobald die Nudeln bissfest und die Sauce schön cremig ist, ist das Gericht so gut wie fertig.
6. Nun noch alles mit Salz, Pfeffer, Worcestersoße und Zitronensaft abschmecken und schon kannst du es servieren.

One Pot Pasta mit Hackfleisch

Zutaten für 3 Portionen:

- 300 g Rinderhackfleisch
- 250 g Nudeln, z.B. Spirelli
- 1 große Zwiebel
- 1 Pck. Tomatensauce (Tomato al Gusto Napoli), ca. 500 g
- 450 ml Wasser

Zubereitung:

1. Das Hackfleisch mit den gewürfelten Zwiebeln in einem großen Kochtopf anbraten.

2. Die rohen Nudeln auf die Hack-Zwiebelmischung geben, mit Tomate al Gusto, Wasser und Sahne auffüllen, so dass die Nudeln bedeckt sind.
3. Bring nun die Mischung zum Kochen und lass es für ca. 20 Min. bei schwacher Hitze garen. Nach ca. 15 Minuten solltest du es einmal umrühren und die Nudeln probieren. Schließlich soll nichts verkochen oder anbrennen!
4. Richte die Speise mit frischem Basilikum und frisch geriebenem Parmesan an.

Wenn ich dir einen Tipp geben darf: Zu diesem Gericht passt ein Salat sehr gut dazu. Probiere es einfach mal aus!

One Pot Pasta mit buntem Sommergemüse und frisch geriebenem Parmesan

Zutaten für 2-3 Portionen:

- 250g Conchiglie
- 1 Aubergine, fein (dünn) gewürfelt
- 1 Zucchini, gewürfelt
- 1 Paprikaschoten, gewürfelt
- 150g Kirschtomaten, halbiert

- 75g getrocknete Tomaten in Öl, abgetropft
- 2 Möhren, feine Scheiben
- 1 Knoblauchzehe, fein gehackt
- 1 kleine Zwiebel, fein gehackt
- 2 EL Tomatenmark
- 1 TL Honig
- 1 TL Salz
- 500 ml Gemüsebrühe
- Salz, Pfeffer
- frischer Schnittlauch, fein gehackt
- 2 EL Parmesankäse, frisch gerieben

Zubereitung:

1. Die Conchiglie, Auberginen, Zucchini, Paprika, Kirschtomaten, getrocknete Tomaten, Möhren, Knoblauch, Zwiebeln, Tomatenmark, Honig, Salz und Gemüsebrühe in einen großen Topf geben und alle Zutaten vorsichtig miteinander vermengen.
2. Die Mischung sodann unter Rühren aufkochen und bei mittlerer Hitze und geschlossenem Deckel rund zwölf Minuten köcheln lassen. Das sollte solange passieren, bis die Nudeln die Flüssigkeit nahezu komplett aufgenommen haben. Dabei regelmäßig umrühren, sonst brennt noch etwas an.

3. Schmecke die Pasta anschließend mit Salz und Pfeffer ab und bestreu das Gericht mit Schnittlauch und Parmesan.
4. Schon kannst du es genießen!

Beschwipste Rotweinspaghetti mit Brokkoli und Parmesan

Zutaten für 4 Portionen:

- 400 g Spaghetti
- 750 ml Rotwein
- 350 g Brokkoli
- 1 Knoblauchzehe
- 30 g Parmesan
- 1 Esslöffel Zucker
- 1 Esslöffel Olivenöl
- Salz, Pfeffer

Zubereitung:

1. Bring zunächst einen großen Topf mit Salzwasser zum Kochen.
2. Wasch den Brokkoli, löse die Brokkoli-Röschen und blanchiere sie für ca. 3 Minuten. Nimm die Röschen aus dem Wasser und gib sie in ein Eisbad. So stoppst du am besten den Garprozess.
3. Koche nun die Spaghetti in dem Kochwasser des Brokkoli für 3 bis 4

Minuten. Gieß sie ab und schreck auch sie mit kaltem Wasser ab.

4. Gib den Wein und den Zucker in den Topf und lass dieses bei starker Hitze für 8-10 Minuten kochen. Deck den Topf dabei jedoch nicht ab, denn sonst kann der Alkohol nicht verdampfen. Rühre es auch gelegentlich um.
5. Während der Wein kocht, erhitze 1 EL Olivenöl in einer Pfanne. Schäle den Knoblauch, hacke ihn fein und brate den Knoblauch für 2 bis 3 Minuten an. Gib nun den Brokkoli hinzu und würze ihn mit Salz und Pfeffer. Lass das Ganze am besten nochmals 2 bis 3 Minuten braten.
6. Gib anschließend die Nudeln dazu und auch den Rotwein. Nimm jetzt jedoch etwas von der Hitze weg! Lass die Mischung nur bei schwacher Hitze und unter ständigem Rühren für 5 bis 6 Minuten kochen. Dein Ziel hast du erreicht, wenn die Nudeln den Rotwein komplett aufgenommen haben.
7. Gib zum Schluss den Brokkoli hinzu, heb ihn unter und würz das Gericht mit Salz und Pfeffer.
8. Kurz vor dem Servieren bestreue es mit Parmesan und schon kannst du dieses einmalige Gericht servieren.

Cremige One Pot Pasta mit Lachs, Garnelen und Spinat

Zutaten für 2 Personen:

- 8 Riesengarnelen, mit Schale und ohne Gedärme
- 1 EL Olivenöl
- 1 Zwiebel
- 1 Knoblauchzehe
- 500 g Fusilli
- 1 l Gemüsebrühe
- 200 ml Sahne
- 200 g Räucherlachs
- 100 g Blattspinat
- 2 EL Zitronensaft, frisch gepresst
- Salz und frisch gemahlener Pfeffer

Zubereitung:

1. Wasch die Garnelen zunächst kalt ab und tupfe die trocken. Schäle nun die Zwiebel und den Knoblauch und Würfel beides fein.
2. Erhitze in einem Topf Olivenöl und brate in dem Öl von beiden Seiten die Garnelen für ca. 1 Minute an.
3. Stell die Garnelen danach zur Seite und brate die Zwiebel- und Knoblauchwürfel

bei mittlerer Hitze für 3 Minuten an. Rühre jedoch immer mal wieder um!

4. Gib anschließend Fusilli, Gemüsebrühe und Sahnehinzu und lass es einmal aufkochen. Das Gericht muss nun noch weitere 15 Minuten leicht köcheln und zwar solange, bis die Nudeln „al dente“ sind.
5. Wasch dann den Blattspinat und schneide den Räucherlachs in feine Streifen.
6. Sobald die Pasta „al dente“ ist, kannst du den Spinat und den Räucherlachs unterrühren.
7. Gib etwas Zitronensaft hinzu und schmeck es mit Salz und Pfeffer ab. Gib die Garnelen hinzu und schon kannst du es genießen!
8. Guten Appetit!

One Pot Chili & Cheese Pasta

Zutaten für 4 Personen:

- 2 TL Olivenöl
- 1 große rote Zwiebel, gewürfelt
- 3 Knoblauchzehen, zerdrückt
- 500g Hackfleisch
- 1 Liter Gemüsebrühe
- 1 Dose Tomatenstücke (400g)

- 2 Dosen Kidneybohnen (je ca. 250g), abgetropft
- 2 TL Kreuzkümmel
- 1 TL Chili Pulver
- 1 Prise Salz
- 1 Prise Pfeffer
- 500g Pasta
- 400g Käse, gerieben
- Petersilie zum Servieren

Zubereitung:

1. Erwärme zunächst Olivenöl in einem großen Topf, in welchem du nun die Zwiebeln und den Knoblauch kurz anbrätst.
2. Gib das Hackfleisch, Kreuzkümmel, Salz, Pfeffer und Chilipulver hinzu und brate alles an.
3. Füge dann noch die Tomatenstücke und Kidneybohnen hinzu und rühre sie unter.
4. Dann folgen die Nudeln. Gieß nun die Gemüsebrühe hinein und lass es für 15 Minuten köcheln bzw. so lange, bis die Nudeln „al dente“ sind.
5. Heb zum Schluss den Käse unter und schon kannst du es servieren.

Jambalaya mit Wurst, Huhn und Garnelen

Zutaten für 4 Portionen:

- 1 Hähnchenbrustfilet, ohne Haut und Knochen (ca. 150 g)
- 2 Chorizo-Bratwürste oder grobe Bratwürste oder alternativ etwa 150 g Chorizo-Wurst am Stück
- 1 kleine Zwiebel
- 2 Knoblauchzehen
- 1 rote (oder authentisch: grüne) Paprikaschote
- nach Geschmack: 2-3 Selleriestangen
- 2 Tomaten
- 1 Bund Frühlingszwiebeln
- ½ Bund glatte Petersilie
- 1 El Butter
- 2 El Tomatenmark
- 650 ml Hühnerbrühe
- 250 g Langkornreis
- Saft von 1/2 Zitrone
- 16-20 vorbereitete (und falls tiefgefroren, bereits aufgetaute) Garnelen oder Scampi, ohne Schale und bereits entdarmt
- Rapsöl oder Sonnenblumenöl zum Braten

- Meersalz, frisch gemahlener schwarzer Pfeffer
- Chiliflocken, (geräuchertes) Paprikapulver
- 1 Lorbeerblatt, getrockneter Thymian, getrockneter Oregano

Zubereitung:

1. Zunächst wird das benötigte Huhn vorbereitet, gewaschen und mit Küchenpapier trocken getupft. Überschüssiges Fett und Sehnen von dem Filet wegschneiden und alles in mundgerechte, jedoch nicht zu kleine Stücke würfeln. Das Fleisch wird nun in eine Schüssel geben, mit Salz, Pfeffer, etwas Chili und Paprikapulver nach Geschmack bestreut und alles gut vermischt. Stell das Fleisch danach, in einer abgedeckten Schüssel, in den Kühlschrank. Wir brauchen es erst später wieder. Schneide sodann die Chorizo-Bratwürste in Scheiben und stelle auch diese kalt.
2. Jetzt geht es erst richtig los: Zwiebeln und Knoblauch schälen, fein würfeln und zusammen in einer Schüssel bereitstellen. Die Paprika gut waschen, halbieren, von Kernen und Scheidewänden befreien und würfeln. Die Tomaten ebenfalls waschen,

halbieren, den grünen Strunk herausschneiden und ebenfalls würfeln, in eine separate Schüssel geben. Die Wurzeln der Frühlingszwiebeln abschneiden, die äußerste Schicht entfernen, gut waschen und sowohl die hellen als auch dunklen Teile der Zwiebeln in dünne Ringe schneiden. Die Petersilie waschen, trocken schütteln und nicht zu fein hacken.

3. Nun nimm den Bräter und gib etwas Raps – oder Sonnenblumenöl hinein. Erhitze ihn auf hohe Temperaturen. Als erstes musst du die Wurst hinein geben und knusprig braun anbraten. Das wird ca. 5 Minuten dauern. Dann hohl die Wurststückchen wieder heraus und pack sie bei Seite. Im verbliebenen Öl nun die Hühnchenbrustwürfel rundherum gut anbraten. Sie müssen nicht durchgaren, dürfen von außen aber schon leicht bräunen. Ebenfalls herausnehmen und zu den Wurstscheiben geben.
4. Gib nun etwas Butter in den Topf und lass sie im restlichen Bratöl schmelzen. Gib nun die Zwiebeln und den Knoblauch hinzu, genauso wie den Paprika und die erste Hälfte der Frühlingszwiebeln. Nun das Lorbeerblatt, etwas Thymian und Oregano und das Tomatenmark

dazugeben und alles anschwitzen. Zuletzt die gewürfelten Tomaten dazugeben. Jetzt die Hühnerbrühe angießen und die ganze Mischung aufkochen lassen. Den Reis dazugeben und gut unterrühren.

5. Wurstscheiben und Hühnchen Stücke wieder in den Topf geben, alles gut durchrühren, den Deckel aufsetzen und die Temperatur reduzieren.
6. Jetzt sollte das Gericht bei mittlerer Hitze für ca. 20 Minuten köcheln. Nimm den Deckel wieder ab, gib die restlichen Frühlingszwiebeln hinein, den Zitronensaft, gehackte Petersilie (bis auf 2 EL) und auch die Garnelen.
7. Zieh nun endlich den Topf vom Herd und lass es für ca. 15 Minuten ziehen. So garen die Garnelen schonend weiter und sind nachher perfekt gegart.
8. Nach den 15 Minuten noch mal alles gut durchrühren, das Jambalaya auf dem Teller verteilen und mit den restlichen Frühlingszwiebeln und der Petersilie bestreut sofort servieren.

Cremige One Pot Pasta mit Pilzen, karamellisierten Zwiebeln und nach Wunsch im Ofen überbacken

Zutaten für 2 Portionen:

- 40 g Butter
- 2 mittlere oder 3 kleine rote Zwiebeln
- 1 TL brauner Zucker
- 1 EL Worcestershire Sauce
- 200 ml Rotwein
- optional 1 Handvoll getrocknete Steinpilze, gehackt
- 350 g Champignons oder andere festfleischige Pilze
- 2 Knoblauchzehen
- 800-850 g Brühe
- 400 g kurze Pasta nach Wahl
- 2 Lorbeerblätter
- 200 ml Sahne
- Pfeffer, Chilisalz
- 100 g Käse oder mehr nach Wahl
- 1 Handvoll Petersilie

Zubereitung:

1. Schmilz zunächst Butter in einem großen Topf und gib die Zwiebeln und den Zucker hinzu. Karamellisiere dadurch die Zwiebeln bei mittlerer Hitze.

Füge nun Worcestershire Sauce und Rotwein hinzu und lass die Flüssigkeit vollständig einkochen.

2. Gib anschließend die Pilze und den Knoblauch hinein und brate auch das für einige Minuten an. Dann folgen 800 ml Brühe (50 ml übrig lassen), Lorbeerblätter und Pasta. Auch das sollte leicht kochen, aber bitte dabei immer ein wenig umrühren.
3. Heiz nun die Grillstufe im Backofen vor um das Überbacken vorzubereiten. Sahne hinzufügen und so lange weiter köcheln lassen, bis die Flüssigkeit größtenteils eingekocht ist, aber darauf achten, dass noch Sauce übrig bleibt damit das Gericht nicht furztrocken wird, sondern schön cremig bleibt. Gegebenenfalls also die restliche Brühe angießen.
4. In der Zwischenzeit kann schon gewürzt werden, der Käse gerieben und die Petersilienblätter geschnitten werden. Lege nun alle Blättchen über einander, rolle sie eng auf und schneide sie mit einem scharfen Messer in hauchdünne Scheiben.
5. Schmeck das Gericht nochmals ab, rühre 1/3 des Käses unter die Pasta und den Rest des Käses verteilst du oben drauf.

6. Dann kommt es in den Ofen (5-10 Minuten) oder bis eine schöne goldbraune Kruste da ist.
7. Zum Schluss noch ein bisschen Petersilie oben drauf und schon kann dieses Gericht serviert werden.

Vegane Küche

Veganes, basisches Chili

Zutaten für 4 Portionen

- 2 Tassen rote Linsen
- n. B. Gemüsebrühe, instant, vegan
- 1 Dose Mais
- 3 Paprikaschoten, rote oder bunte, gewürfelt
- n. B. Bohnen, grüne, frisch oder TK
- 1 große Zwiebel
- 2 große Knoblauchzehen
- Pfeffer und Cayennepfeffer
- Paprikapulver
- Chilipulver aus der Mühle
- Meersalz
- 2 EL Mandelmus
- Etwas Öl
- 2 Dosen gehackte Tomaten
- evtl. Gewürzmischung, mexikanische

Zubereitung:

1. Die roten Linsen koch am besten mit 4 Tassen Gemüsebrühe für ca. 10 min.

2. Brate die Zwiebel in einem Topf an und gib auch die Paprikawürfel sowie die grünen Bohnen hinzu. Nun füge auch die geschälten Tomaten hinzu und würze es mit Gemüsebrühe. Press den Knoblauch hinein und füge zum Schluss den Mais und die roten Linsen hinzu.
3. Zum Abschluss gib noch 1-2 EL Mandelmus mit rein. So wird es cremiger und du brauchst keinen Schmand.

Eintopf mit roter Quinoa und Kokosmilch

Zutaten für 2 Personen:

- 50 g Quinoa, rote
- 1 Zucchini
- 1 Paprikaschote, rot
- 1 Knoblauchzehe
- 2 EL Röstzwiebeln
- 1 EL Paprikapulver, edelsüß
- 1 EL Paprikapulver, rosenscharf
- 2 EL Tomatenmark
- 200 ml Kokosmilch
- 2 EL Ajvar
- 150 g Cocktailtomaten
- 5 Stück Tomaten, getrocknete
- Salz und Pfeffer

- Gemüsebrühe, gekörnte
- Oregano
- Tabasco, optional

Zubereitung:

1. Die Quinoa mit ca. 250 ml Wasser in einem geeigneten Topf 10 Minuten kochen.
2. Währenddessen das Gemüse in kleine Stücke schneiden und den Knoblauch fein würfeln. Wenn die 10 Minuten um sind, den Herd auf mittlere Stufe zurück schalten und alle Zutaten, bis auf die Tomaten und die getrockneten Tomaten hinzugeben.
3. Diese klein schneiden und nach weiteren 5 Minuten auch in den Topf geben. Etwa 15 Minuten köcheln lassen und abschmecken. Wer es scharf mag, gibt noch etwas Tabasco hinzu.

Linsen-Kartoffeleintopf

Zutaten für 2 Portionen:

- 1 kg Kartoffeln
- 100 g Linsen, rote
- 2 Dosen Tomaten, stückige
- 2 Paprikaschoten

- 2 Zwiebeln
- 1 Zucchini
- 4 Karotten
- 4 Knoblauchzehen
- 500 ml Gemüsebrühe
- 50 g Tomatenmark
- 20 g Paprika - Creme
- Essig, z. B. Apfel- oder Mirabellenessig
- Paprikapulver, süß oder scharf
- Muskat, frisch gerieben
- Olivenöl
- Pfeffer, schwarzer, Salz
- Kräuter, (Salatkräuter), frisch oder getrocknet
- Chili
- Zucker

Zubereitung:

1. Die Kartoffeln schälen und achteln, die Karotten mit dem Sparschäler schälen und in ca. 1 cm dicke Stücke schneiden. Die Zucchini, den Paprika und die Karotten ebenfalls in ca. 1 cm dicke Stücke schneiden. Die Zwiebeln in dünne Ringe hobeln und den Knoblauch fein hacken.
2. Olivenöl in einem großen Topf erhitzen und alle Zutaten dazu geben. Mit Salz, einer kleinen Prise Zucker und Pfeffer

vermischen. Ca. 4 Minuten anrösten, dabei häufig umrühren.
3. Die Linsen nach Packungsanweisung zubereiten, in ein Sieb abtropfen lassen und mit kaltem Wasser abspülen.
4. Jetzt die Zutaten im Topf mit Gemüsebrühe ablöschen bis alle Zutaten gut bedeckt sind. Alles ca. 10 - 15 Minuten kochen lassen. Die Kartoffeln sollen noch leicht bissfest sein. Dann vom Herd nehmen, die Linsen dazugeben und alles mit Tomatenmark und der Paprikacreme andicken. Essig dazu geben, mit Salz, Pfeffer, Paprika und der Muskatnuss abschmecken.
5. Es können auch noch frische oder gefriergetrocknete Kräuter dazu gegeben werden. Am besten schmeckt es, wenn das Ganze noch mindestens eine Stunde oder länger im geschlossenen Topf durchziehen kann. Danach erneut erhitzen und genießen.

Linsen-Kartoffel-Eintopf mit Garam Masala

Zutaten für 2 Portionen

- 3 große Kartoffeln

- 180 g Linsen, rot
- 1 EL Tomatenmark
- 1 große Paprikaschote
- 2 kleine Zwiebeln
- 1 Liter Gemüsebrühe
- ½ TL Garam Masala
- 2 m.-große Möhren
- 170 g Ananas, aus der Dose
- 2 Lorbeerblätter
- 5 g Ingwer
- 1 Chilischote(n), rot
- 1 EL Öl
- 3 TL Essig, (Granatapfel-Balsamico, oder weißer Balsamico)

Zubereitung:

1. Schäle und Würfel die Kartoffeln und schneide den Ingwer und die Zwiebeln klein.
2. Erhitze das Öl und dünste die Zwiebeln und den Ingwer an. Gib nun auch das Tomatenmark dazu. Vermisch alles und brate es an. Pass jedoch sehr gut auf, denn es brennt sehr schnell an.
3. Lösche es mit der Gemüsebrühe ab und gib nun auch die Kartoffeln, die Lorbeerblätter und die Chilischoten hinzu.
4. Lass alles für ca. 15 Minuten kochen.

5. In der Zwischenzeit schneide die Möhren und die Paprika in kleine Stücke und wiege die Linsen ab. Wenn die Kartoffeln ein bisschen leicht gegart sind und noch ungefähr solange zum Garen brauchen wie die roten Linsen insgesamt, gib die Linsen sowie Möhren, Paprika und Garam Masala hinzu. Nun lass das Ganze nochmals 10 Minuten kochen.
6. Zum Schluss kannst du die Ananas mit etwas Saft und Essig hinzugeben und lass es noch 5 Minuten kochen. Jetzt müssten alle Zutaten gar sein.
7. Nimm nun noch die Lorbeerblätter und Chilischoten wieder heraus. Und schon kannst du dieses Gericht servieren.

Herbstlicher Kürbis-Kartoffel-Eintopf

Zutaten für 4 Portionen:

- 600 g Butternusskürbis oder Hokkaidokürbis
- 500 g Kartoffeln
- 200 g Karotten
- 250 g Knollensellerie
- 100 g Zwiebeln
- 250 g Champignons, braun
- 100 ml Gemüsebrühe

- 2 TL Rosmarin, gehackt
- 2 Lorbeerblätter
- 20 g Tomatenmark
- 10 g Ajvar, scharf
- Öl
- Salz und Pfeffer

Zubereitung:

1. Zwiebeln, Kürbis, Kartoffeln, Sellerie und Karotten schälen und in mundgerechte Stücke schneiden.
2. Erhitze danach etwas Öl in einem Topf und schwitze darin die Zwiebelstücke an. Rühre nun das Tomatenmark und Ajvar unter und schwitz auch das kurz an.
3. Gib nun auch die übrigen Gemüsestücke hinein. Brate nun auch die Lorbeerblätter und den gehackten Rosmarin hinein und brate beides für ca. 5 Minuten an.
4. Lösche es nun mit der Gemüsebrühe ab, koch es nochmals auf und lass es für weitere 20 Minuten kochen. Während dessen kannst du die Pilze putzen und kleinschneiden. Gib sie zum restlichen Gemüse und lass sie mitköcheln und zwar solange, bis alles gar ist.
5. Zum Schluss schmeck den Eintopf mit Salz und Pfeffer ab, entnehme die

Lorbeerblätter und serviere diesen leckeren nahhaften Eintopf.

Kichererbsen-Gemüse-Eintopf

Zutaten für 2 Portionen:

- 1 Zucchini
- 3 große Kartoffeln
- 2 Karotten
- 1 Dose Kichererbsen
- 4 EL Tomatenmark
- 100 g Mais
- 2 Knoblauchzehen
- etwas Ingwer
- 1 Dose Tomaten, gehackte
- etwas Petersilie
- 1 EL Kokosöl
- 1 Liter Gemüsebrühe
- n. B. Pfeffer
- n. B. Paprikapulver, rosenscharf
- n. B. Zimt
- n. B. Muskat
- n. B. Cayennepfeffer
- n. B. Salz

Zubereitung:

1. Das Gemüse klein schneiden und die Kichererbsen abtropfen lassen.

2. Das Kokosöl in einem Topf erhitzen und den Knoblauch anbraten, bis er glasig wird. Den Ingwer mit einer Reibe fein reiben und in den Topf geben. Gib nun das Tomatenmark hinzu und röste es kurz an.
3. Lösch es mit Gemüsebrühe ab und füge die gehackten Dosentomaten, die Petersilie und das Gemüse hinzu. Deck den Topf mit einem Deckel ab und lass es solange köcheln, bis das Gemüse bissfest ist.
4. Füge nun die Kichererbsen und den Mais hinzu und schmeck das Gericht mit Salz, Pfeffer, Muskat, Zimt, Cayennepfeffer und Paprikapulver ab. Nochmals 10 Minuten langsam kochen und bereits fertig zum Servieren. Ggf. kannst du ein Baguette dazu servieren.

Eintopfgerichte - Früchte-Couscous

Zutaten für 4 Personen:

- 10 Stück getrocknete Aprikosen
- 10 Stück Datteln, ohne Kern
- 1 Bund Frühlingszwiebeln
- 250 ml Gemüsebrühe
- 200 Gramm Instant-Couscous
- 50 Gramm Mandelstifte

- 1 Esslöffel Butter

Zubereitung:

1. Würfel zunächst die Aprikosen und Datteln fein und wasch die Frühlingszwiebeln und schneide sie in schräge Scheiben.
2. Bring danach die Gemüsebrühe in einem Topf zum Kochen bringen und füge die Trockenfrüchte, die Frühlingszwiebeln und den Couscous hinzu.
3. Nimm anschließend den Topf vom Herd und lass die Masse 7 Minuten zugedeckt quellen. Zerlass anschließend die Butter in einer Pfanne und röste darin die Mandelstifte goldbraun an.
4. Lockere nun den Couscous mit einer Gabel auf, zieh die Mandeln unter und schmeck das Gericht noch mit Salz ab.

Der unvergleichliche Eintopf mit Bambus, Kräuterseitlingen und Ingwer

Zutaten für 4 Portionen:

- 250 g Kräuterseitlinge

- 250 g Bambusschösslinge (Glas, Frischepack)
- 250 g Seitan
- 2 Knoblauchzehen
- 1 Stück Ingwer (ca. 30 g)
- 1 rote Zwiebel
- 1 rote Chilischote
- ½ Bund Koriander
- 3 EL Öl
- 400 ml klassische Gemüsebrühe
- 2 EL Sojasauce
- 2 EL Reiswein
- 2 TL Sesamöl
- Salz und Pfeffer

Zubereitung:

1. Putze zunächst die Pilze und schneide sie in Scheiben. Schneide auch den Bambus in Streifen und den Seitan in mundgerechte Stücke. Schäle und hacke den Knoblauch und schäle und schneide auch den Ingwer, die Cilli Schote und die Zwiebeln in Stücke. Falls du es weniger scharf magst, entferne zunächst die Kerne aus der Chilischote. Wasche und hacke nun den Koriander.
2. Erhitze Öl in einem Wok. Brate die Pilze darin für 2 Minuten und unter ständigen Rühren an. Gib nun Seitan, Knoblauch, Ingwer und Zwiebel dazu und brate es

eine weitere Minute. Nun folgt der Bambus und das Chili dazugeben, die Brühe, die Sojasauce und der Reiswein.

3. Dann nochmals 3 Minuten bei mittlerer Hitze kochen und am Ende der Garzeit Koriander und Sesamöl untermischen, eventuell mit Salz und Pfeffer würzen und am besten sofort servieren.

Blumenkohl-Curry mit Kichererbsen

Zutaten für 6 Portionen:

- 3 Zwiebeln gehackt
- 1 EL frisch geriebener Ingwer
- 1 Zimtstange
- 4 EL Olivenöl
- 3 gehackte Knoblauchzehen
- 1 TL Kurkuma
- 1 TL Garam Masala
- 2 rote Chilischoten entkernt, fein gehackt
- 400 g stückige Dosentomaten
- 2 zerstoßene Kardamomkapseln
- 6 Gewürznelken
- 1 TL schwarze Pfefferkörner
- 1 TL geröstete Kreuzkümmelsamen
- 500 g Blumenkohlröschen
- 300 g junger Blattspinat
- 400 g Kichererbsen (Dose)

- 1 EL gehackte Minze
- 2 EL gehacktes Koriandergrün

Zubereitung:

1. Schwitze zunächst die Zwiebeln mit Knoblauch und Ingwer in einer Pfanne in heißem Öl glasig an und gib anschließend Zimt, Kurkuma, Garam Marsala und Chili hinzu. Jetzt musst du diese Mischung 3 Minuten anbraten.
2. Gib anschließend die Tomaten hinzu und koche es nochmals auf und weitere 3 Min. dünsten. Gib anschließend Kardamom, Nelken, Pfefferkörner und Kreuzkümmel in ein Stückchen Mull, binde es zu und gib es zu den Tomaten. Die Tomatenmischung sollte sich um 1/3 reduzieren.
3. Dann füge den Blumenkohl hinzu und koche es nochmals für 6-8 Minuten. Dann als nächstes den Spinat, welchen du unterrühren solltest. Dieser wird in sich zusammenfallen
4. Menge als nächstes die Kichererbsen unter und lass es bei geringer Hitze für 15 Minuten leicht kochen. Falls die Mischung zu trocken sein sollte, noch etwas Wasser oder Gemüsebrühe zugeben.
5. Alles abschmecken und mit Minze und Koriander bestreut servieren.

One Pot Vegan Quinoa Bowl

Zutaten für 4 Personen:

- 180g (rote) Quinoa
- 2 Knoblauchzehen
- 1 Chilischote
- 120ml Gemüsebrühe
- 250g Mais aus der Dose
- 100g Kidney Bohnen aus der Dose
- 150g Erbsen aus der Dose
- 1 rote Paprika
- 1 Avocado
- 2 EL Tomatenmark
- 1 TL Olivenöl
- Saft einer halben Limette
- ½ TL Kümmel
- Chilipulver, Paprikapulver, Salz, Pfeffer
- ein paar Blätter Koriander

Zubereitung:

1. Gib zunächst etwas Olivenöl in einen Topf. Schäle den Knoblauch und schneide ihn in kleine Würfel. Brate den Knoblauch kurz an. Halbiere jetzt die Chilischote, entferne die Kerne und gib auch diese Chilischote nun hinzu. Gib danach auch etwas Tomatenmark hinzu und röste es leicht an.

2. Jetzt ist die Quinoa dran. Diese wird gewaschen und zusammen mit der Gemüsebrühe hinzugegeben. Danach die Paprika klein schneiden und zusammen mit dem abgetropften Mais, Bohnen und Erbsen.
3. Jetzt noch die Gewürze und das Gericht für etwa 20 Minuten bei mittlerer Hitze leicht köcheln lassen.
4. Zum Schluss die Avocado schälen, klein schneiden und zusammen mit dem Limettensaft und dem Koriander unterheben.
5. Nochmals alles abschmecken und schon ist es fertig, um serviert zu werden.

Schnelle Küche

Schneller Rote-Linsen-Eintopf

Zutaten für 4 Portionen:

- 1 Liter Wasser
- 150 g Linsen rot
- 0,5 Bund Frühlingszwiebeln frisch
- 3 EL Acuka = scharfe türkische Würzpaste
- Salz

Zubereitung:

1. Koch zunächst das Wasser. Gib die Linsen hinein und lass diese für 15 bis 20 Minuten köcheln.
2. Putze die Frühlingszwiebeln. Schneide sie in Ringe und gib sie in den Topf. Rühre nun die Würzpaste (Würzpaste besteht aus: Paprikamark, Tomatenmark, Walnüsse, Haselnüsse, Pflanzenöl, Knoblauch, Salz, Zucker, Koriander, Thymian, Kreuzkümmel, Pfeffer) ein und lass es für ca. 15 Min. köcheln.
3. Dann salze das Gericht nach deinem Geschmack!

Einen schnellen Bohneneintopf

Zutaten für 2 Personen:

- 1 Beutel Bohnen Tk
- 1 Päckchen Buttergemüse Tk
- 4 mittelgroße Kartoffeln mehlig
- 2 Stück Kamin Wurz
- 1 Zwiebel gewürfelt
- 1,5 Liter Gemüsebrühe

Zubereitung:

1. Schäle das Buttergemüse und die Kartoffeln und schneide sie in kleine Würfel. Gib die Gemüsebrühe hinzu und schneide die Kamin Wurz in Scheiben. Bring das Ganze nochmals zum Kochen.
2. Wenn die Kartoffeln gar sind, gib die Bohnen dazu und weiter kochen bis die Bohnen gar sind.
3. Sammle dann die Kartoffelstücke wieder heraus und zerstampfe sie und gib sie zurück in die Suppe
4. Schmeck es ggf. mit Salz und Pfeffer ab. Lass das Gericht danach noch eine Stunde ziehen und bereits danach kannst du es servieren.

Kohlrabi Süppchen

Zutaten für 2 Portionen

- 1 Stück Kohlrabi
- 1 Liter Wasser
- Gemüsebrühe-Pulver
- 1 Frühlingszwiebel frisch, geschnitten

Zubereitung

1. Schäle zunächst den Kohlrabi und schneide ihn in Würfel.
2. Gib Wasser hinzu und schmecke es mit Gemüsepulver ab. Dabei sollte das Wasser jedoch heiß sein. Gare den Kohlrabi nun in der Brühe und püriere ihn danach.
3. Schneide die Frühlingszwiebeln klein. Gib sie in die Suppe und lass diese danach noch etwas ziehen.

Roter Bohnen Topf

Zutaten für 2 Portionen:

- 1 Dose Kidney-Bohnen
- 1 Zwiebel
- 1 Handvoll grüne Bohnen TK
- 150 Gramm Jagdwurst
- 200 ml. Gemüsebrühe

- 1 Paprikaschote
- 3 EL. Tomatenmark
- Salz, Pfeffer
- 1 TL. Chilipulver
- 1 TL. Paprikapulver

Zubereitung:

1. Schäle die Zwiebel und Würfel sie genauso wie die Paprika und die Jagdwurst. Dünste alles im Öl an.
2. Gib nun die grünen Bohnen und die Kidney Bohnen hinzu.
3. Lösche es mit Gemüsebrühe ab. Rühre Tomatenmark ein.
4. Gib die Gewürze hinzu und koche alles für 10 Minuten.

Spitzkohl-Eintopf

Zutaten für 3 Portionen:

- 1 Spitzkohl
- 1 Liter Brühe
- 1 EL Margarine
- Flor de Mar oder anderes Meersalz
- gemahlener Kümmel
- Kräuterwürze, z.B. von Gefro
- 6 Würstchen

Zubereitung:

1. Putz zunächst den Spitzkohl. Schneide ihn in Stücke.
2. Erhitze Margarine in einem Topf und schwitze darin den Spitzkohl an.
3. Lösche es mit der Brühe ab und lass es ca. 20 Min. leicht kochen.
4. Schneide die Würstchen in Scheiben. Schmeck den Eintopf mit Gewürzen ab und gib die Würstchenscheiben hinein. Erhitze den Eintopf dann nochmals.

Asiatische Beinscheibe mit Birne und Ingwer

Zutaten für 4 Portionen:

- 4 Beinscheiben vom Rind
- 6 Möhren
- 6 Birnen
- 2 Knoblauchzehen
- 1 halbe Chilischote
- ein dickes Stück Sellerie
- 6 cm großes Stück Ingwer, feingeschnitten
- 2 EL Butterschmalz
- 1 El Zucker
- 200 ml Soja-Sauce
- 3 El Ketjab Manis

- Wasser
- Salz, Pfeffer zum Würzen
- Kresse

Zubereitung:

1. Schäle zunächst die Möhren und den Sellerie und schneide ihn in grobe Stücke.
2. Erhitze die Cocette auf mittlerer Stufe und gib 1 EL Butterschmalz in den Bräter hinein. Brate das Fleisch kräftig von beiden Seiten an und nimm es anschließend wieder aus dem Bräter.
3. Schmelz erneut 1 EL Butterschmalz und brate auch das Gemüse, den fein geschnittenen Knoblauch und das Chili mit an.
4. Lösche alles mit Sojasauce ab und gib nun in das Cocette den feingeschnittenen Ingwer und eine in grobe Stücke geschnittene Birne hinzu.
5. Jetzt noch 2 Tassen Wasser und reduziere ein bisschen die Hitze. Das Gericht muss nun bei niedrigen Temperaturen bis zu 2 Stunden schmoren.
6. Zum Schluss kommt noch das Ketjab hinein und die restlichen Birnen werden als viertelspalte hineingelegt.

7. Abschmecken mit Salz und Pfeffer und schon kannst du dieses Gericht genießen.

Samt-Garnelen in Eiweißhülle mit Gemüse und Pilzen

Zutaten für 2 Portionen:

- 225 g Garnelen (ohne Kopf, Schale und Darm)
- 2 TL Speisestärke
- 1 Eiweiß
- Salz und Pfeffer
- 125 g Zuckerschoten
- 150 g Mini-Maiskolben
- 100 g Shiitakepilze
- 1 Stück Ingwer (ca. 20 g)
- 1 Knoblauchzehe
- 2 kleine Zwiebeln
- 60 g gekochter Schinken
- 4 EL Öl
- 225 ml Geflügelbrühe

Zubereitung:

1. Wasch als erstes die Garnelen.
2. Rühre 1 TL Speisestärke und 1 TL Wasser glatt. Trenn als nächstes das Ei (Eigelb anderweitig verwenden) und

mische jetzt die Garnelen in einer Schüssel mit dem Eiweiß, der angerührten Stärke sowie etwas Salz und Pfeffer. Lass die Garnelen danach am besten für 10 Minuten ziehen.

3. Wasche und halbiere in der Zwischenzeit die Zuckerschoten und den Mais. Die Shiitake Pilze solltest du nun auch putzen und in feine Streifen schneiden. Als nächstes Ingwer, Knoblauch und Zwiebeln schälen und fein würfeln. Den Schinken in dünne Streifen schneiden.
4. Erhitze Öl in einem Wok und brate die Garnelen darin bei mittlerer Hitze farblos an. Nimm sie anschließend heraus und lass sie abtropfen. Gib danach die Pilze und das Gemüse in den Wok und brate diese bei starker Hitze für 4-5 Minuten an.
5. Gib nun den Ingwer, die Zwiebeln und den Knoblauch hinzu und brate auch diese Zutaten noch eine Minute an.
6. Gieß jetzt die Geflügelbrühe hinzu und koch sie auf. Vermisch sodann die restliche Speisestärke mit einem TL Wasser. Gib nun die Garnelen und den Schinken in den Wok und koch sie auch noch mal eine Minute. Rühre zum Schluss die angerührte Stärke ein.

7. Lass es noch ein letztes Mal aufkochen und serviere das Gericht sofort.

Rindfleisch-Bohnen-Wok mit Baby-Auberginen

Zutaten für 2 Portionen:

- 200 g chinesische Schlangenbohne
- 5 Baby-Auberginen (ca. 200 g)
- 1 grüne Pfefferschote
- 1 Stück Ingwerwurzel (ca. 30 g)
- 2 Knoblauchzehen
- 2 rote Zwiebeln
- 225 g Rinderfilet
- 3 EL Öl
- 2 EL Sojasauce
- 5 EL Austernsauce
- Szechuan-Pfeffer oder weißer Pfeffer
- 4 Stiele Thai-Basilikum

Zubereitung

1. Wasch zunächst die Bohnen und Auberginen und halbiere diese. Halbiere sodann die Pfefferschote längs, entkerne und wasche sie und schneide sie in feine Streifen. Ingwer schälen und in feine Streifen schneiden. Knoblauch schälen und fein hacken. Zwiebeln

schälen und in feine Streifen schneiden. Rinderfilet in feine Streifen schneiden.

2. Erhitze danach 1 EL Öl in einem Wok und brate das Fleisch darin rundherum scharf an und nimm es heraus.
3. Nochmals 1 EL Öl in den Wok geben und darin die Bohnen unter Rühren 6 bis 7 Minuten lang anbraten und herausnehmen.
4. Nun das restliche Öl im Wok erhitzen, Auberginen darin rundherum 3-4 Minuten braten und herausnehmen. Gib als nächstes die Pfefferschote, den Ingwer, den Knoblauch und die Zwiebeln in den Wok und brate es 2 Minuten an. Rühre aber am besten die ganze Zeit.
5. Nun ist es an der Zeit Soja- und Austernsauce hinzuzugießen. Gib die Bohnen und Auberginen in den Wok und koch es für 3 bis 4 Minuten sanft. Ggf. gib noch etwas Wasser hinzu.
6. Wasch den Basilikum und zupf die Blätter ab. Nun noch kurz das Fleisch in der Sauce erhitzen und mit etwas Pfeffer würzen.
7. Streu zum Schluss die Basilikumblätter darüber und schon kannst du dieses Gericht servieren.

Chinesische Muscheln mit schwarzen Bohnen, Knoblauch und Ingwer

Zutaten für 4 Portionen:

- 3 Knoblauchzehen
- 1 Stück Ingwerwurzel (4-5 cm lang)
- 3 EL fermentierte schwarze Bohnen (Dose)
- 1 Bund Frühlingszwiebeln
- 1 ½ kg große Venusmuscheln
- 3 EL Reiswein
- 250 ml Geflügelbrühe
- 1 ½ EL Sojasauce
- 1 Prise Zucker
- 2 EL Öl
- 1 TL chinesische Chilipaste oder Sambal Oelek
- 2 TL Sesamöl

Zubereitung:

1. Schäle den Knoblauch und schneide ihn in feine Scheiben. Schäle danach den Ingwer und schneide diesen in Stifte. Zerdrücke anschließend die schwarzen Bohnen leicht mit einem Messer und schneide die Frühlingszwiebeln in sehr feine Ringe.
2. Sortiere nun die Muscheln. Geöffnete Muscheln nutze am besten nicht,

sondern wirf sie weg. Geschlossene Muscheln gründlich unter fließendem Wasser waschen und gut abtropfen lassen.

3. Danach Reiswein, Brühe, Sojasauce und Zucker miteinander verrühren.
4. Erhitze danach das Öl im Wok oder einer großen Pfanne und brate den Knoblauch und den Ingwer 1 Minute an. Gib anschließend die Muscheln dazu und brate auch diese 1 Minute an.
5. Danach folgen die schwarzen Bohnen, die Chilipaste und die Reisweinmischung. Gib auch das hinein und lass es etwa 6-7 Minuten garen, bis alle Muscheln weit geöffnet sind. Eventuell noch geschlossene Muscheln aussortieren und wegwerfen.
6. Zwiebelringe und Sesamöl unter die Muscheln mischen und das Gericht anschließend sofort servieren.

Szegediner Putengulasch mit Sauerkraut und Paprika

Zutaten für 6 Portionen:

- 4 Zwiebeln (ca. 250 g)
- 600 g Putengulasch
- 3 EL Olivenöl

- 3 EL Paprikapulver (edelsüß)
- Salz und Pfeffer
- 200 ml milder Cidre oder Apfelsaft
- 400 ml Geflügelbrühe
- 600 g Sauerkraut (Frischepack)
- 1 TL Kümmel
- 2 Lorbeerblätter
- 1 Bio-Zitrone
- 150 g Joghurt (0,3 % Fett)
- 3 Stiele Petersilie

Zubereitung:

1. Schäle als erstes die Zwiebeln und schneide sie in feine Streifen.
2. Wasch danach das Putenfleisch und würze es mit einer Marinade aus der Hälfte des Öls, mit der Hälfte des Paprikapulvers, Salz und Pfeffer.
3. Das restliche Öl erhitze in einem schweren Topf und brate in diesem zunächst die Zwiebeln und das Fleisch für 5 bis 6 Minuten an. Streu das restliche Paprikapulver darüber und füll den Topf mit Cidre und Geflügelbrühe auf. Danach muss das Gericht 10 Minuten zugedeckt schmoren.
4. Sauerkraut, Kümmel und Lorbeerblätter dazugeben und weitere 30 Minuten schmoren lassen.

5. Inzwischen die Zitrone heiß abspülen, trockenreiben und die Schale fein abreiben. Zitronenschale mit Joghurt, Salz und Pfeffer verrühren. Würze danach das Putengulasch kräftig mit Salz und Pfeffer. Wasche die Petersilie und zupfe die Blätter ab, hacke diese und mische sie unter.
6. Serviere das Gulasch sogleich mit Joghurt.

Kartoffel-Blumenkohl-Curry auf indische Art

Zutaten für 2 Portionen:

- 2 Zwiebeln
- 2 Knoblauchzehen
- 450 g fest kochende Kartoffeln
- 450 g Blumenkohl
- 1 grüne Chilischote
- 1 EL Olivenöl
- 1 TL Senfkörner
- 1 TL Kreuzkümmel
- 2 TL Madras-Currypulver
- Salz und Pfeffer
- 250 ml klassische Gemüsebrühe

- 200 ml Kokosmilch (9 % Fett)
- ½ Zitrone
- 4 Stiele Koriander

Zubereitung:

1. Folgende Vorbereitungen sind bei diesem Gericht erforderlich:
2. Zwiebeln und Knoblauch schälen und fein hacken. Kartoffeln schälen, waschen und in ca. 3 cm große Würfel schneiden. Blumenkohl putzen, waschen und in Röschen teilen. Chilischote waschen, längs halbieren, entkernen und fein hacken. Zitrone auspressen. Koriander abspülen, trockenschütteln, Blätter abzupfen und grob hacken.
3. Erhitze anschließend das Öl in einem Topf und dünste die Zwiebeln und den Knoblauch darin bei kleiner Hitze für 2-3 Minuten an.
4. Gib anschließend die Kartoffelwürfel und den Blumenkohl hinzu und brate auch das beides an.
5. Danach folgt gleich Chili, Senfkörner, Kreuzkümmel und Currypulver, welche ebenfalls kurz angedünstet werden.
6. Würze das Gericht nun bereits mit Salz und Pfeffer. Gieß sodann die Brühe und die Kokosmilch dazu, lass es aufkochen und bei kleiner Hitze zugedeckt ca. 15 Minuten garen. Zum Schluss musst du

nur noch das Kartoffel-Blumenkohl-Curry mit 1 EL Zitronensaft, Salz und Pfeffer abschmecken, Koriander darüber geben und es sofort servieren.

Indisches Blumenkohl-Curry mit Kartoffeln

Zutaten für 4 Portionen:

- 500 g Blumenkohlröschen
- 600 g Kartoffeln mehlig kochend
- 3 fleischige Tomaten
- 2 Zwiebeln
- 2 cm frischer Ingwer
- 4 EL Sesamöl
- ½ TL Kreuzkümmel
- 1 TL Kurkuma
- 1 Msp. Chilischote
- Salz
- 150 g Joghurt 3,5 % Fett
- Zucker zum abschmecken
- 1 gestr. TL Garam Masala
- 1 EL gehackter Koriander

Zubereitung:

1. Schäle zunächst die Kartoffeln und schneide sie in 2 cm große Würfel.

2. Wasch, überbrühe, häute, halbiere, entkerne und schneide die Tomate in mundgerechte Stücke. Schäle als nächstes die Zwiebel und den Ingwer und schneide beides in sehr feine Würfel.
3. Erhitze nun etwas Öl in einer Pfanne und dünste darin die Zwiebeln an. Gib die Gewürze hinzu und röste auch den Blumenkohl und die Kartoffelwürfel etwas an.
4. Füge nun 250 ml Wasser hinzu und koch alles bei geringer Hitze für ca. 25 Minuten.
5. Wenn die Kartoffeln gar sind gib den Joghurt mit dem Zucker und dem Garam Masala hinzu und mische es unter.
6. Schmecke nun noch das gar nicht ab und garniere es mit Koriander.

Geschmorter Reis mit Hähnchen auf spanische Art und roter Paprikaschote

Zutaten für 4 Portionen:

- 1 große rote Paprikaschote
- 2 Zwiebeln
- 3 Knoblauchzehen

- 1 Hähnchen (küchenfertig, ca. 1,2 kg)
- 2 EL Olivenöl
- Salz und Pfeffer
- 2 EL spanisches Paprikapulver oder je 1 EL Paprikapulver (edelsüß und rosenscharf)
- 200 g Vollkornreis
- 175 ml trockener Weißwein
- 425 g Dosentomaten (Abtropfgewicht)
- 450 ml mediterrane Gemüsebrühe
- 1 Lorbeerblatt
- 75 g grüne Oliven (ohne Steine)
- 1 Bund Koriander oder glatte Petersilie

Zubereitung:

1. Viertel zunächst die Paprikaschote, entferne die Kerne und wasche diese. Schäle auch bereits jetzt die Zwiebeln und schneide beides sogleich in ca. 1 cm große Würfel. Schäle anschließend die Knoblauchzehen und hacke diese fein. Spüle das Hähnchen ab und schneide es in 8 gleichmaßige Teile.
2. Erhitze das Öl in einem Bräter. Würze die Hähnchenteile mit Salz und Pfeffer und brate sie in dem Fett goldbraun an. Nimm sie wieder heraus und leg die Hähnchenteile auf einen Teller.
3. Gieß das Bratfett, bis auf einen EL, aus dem Bräter. Paprikaschote, Zwiebeln

und Knoblauch im verbliebenen Fett bei mittlerer Hitze 2-3 Minuten andünsten, salzen und pfeffern.

4. Paprikapulver und Reis dazugeben und unter Rühren kurz andünsten, Weißwein dazu gießen (ablöschen) und alles 2 Minuten kochen lassen.
5. Gib anschließend die Tomaten mit ihrem Saft, Gemüsebrühe und Lorbeerblatt zum Reis und lass alles einmal aufkochen.
6. Gib nun anschließend wieder die Hähnchenteile hinzu und koch es nochmals auf. Verschließ den Bräter mit Alufolie oder einem Deckel und schieb ihn in den vorgeheizten Backofen bei 180 °C (Umluft: 160 °C, Gas: Stufe 2-3) auf der untersten Schiene für 50-60 Minuten zum garen des Gerichts.
7. Inzwischen kannst du die Oliven grob hacken. Koriander oder Petersilie waschen, trockenschütteln, die Blätter abzupfen und hacken.
8. Am Ende der Garzeit die Oliven unter den Reis mischen, mit Salz und Pfeffer würzen, mit Koriander oder Petersilie bestreuen und noch etwa 5 Minuten im ausgeschalteten Ofen ziehen lassen.

Hähnchen auf chinesische Art mit Sellerie, Bohnensprossen und Knoblauch

Zutaten für 2 Portionen:

- 2 Stangen Staudensellerie (ca. 175 g)
- 150 g Mungobohnensprossen
- 170 g Wasserkastanie (Dose)
- 1 große Zwiebel
- 1 Knoblauchzehe
- 2 Hähnchenbrustfilets (ca. 250 g)
- 2 EL Sojasauce
- 1 gestr. TL Speisestärke
- 3 EL Rapsöl
- 150 ml Geflügelbrühe

Zubereitung:

1. Bereite zunächst folgendes vor: Sellerie waschen, putzen, entfädeln und schräg in etwa 1 cm breite Stücke schneiden. Mungobohnensprossen mit den Wasserkastanien in einem Sieb abspülen und abtropfen lassen. Zwiebel schälen und in feine Streifen schneiden. Knoblauch schälen und fein hacken. Hähnchen waschen, trockentupfen, in feine Streifen schneiden und in einer Schüssel mit 1 TL Sojasauce und Speisestärke mischen.

2. Gib nun etwas Öl in einen Wok und erhitze es stark. Brate darin dann den Sellerie und die Zwiebeln für 2 Minuten an.
3. Gib jetzt die Bohnensprossen, Wasserkastanien und Knoblauch dazu. Und auch diese Zutaten müssen für eine Minute weiter braten.
4. Nimm nun das Gemüse aus dem Wok heraus und brate das restliche Fleisch unter stätigem Rühren scharf an.
5. Füge nun auch die restliche Sojasauce und die Brühe in den Wok.
6. Gib das Gemüse dazu und koch nochmals alles auf und zwar für 2 Minuten, bei mittlerer Hitze.
7. Danach solltest du dieses Gericht sofort servieren.

Rindfleischtopf mit Mini-Knödelchen-Einlage

Zutaten für 6 Personen:

- 1,2 kg Rindfleisch zum Schmoren
- 750 g Zwiebeln
- 2 Stück Knoblauchzehen
- 2 Stück Paprikaschoten, rot und grün
- Öl zum Braten
- Salz, Pfeffer, Thymian

- 1 EL Paprika, edelsüß
- 4 EL Mehl
- 1 kl. Dose Tomatenmark, 70 g
- 1250 ml Gemüsebrühe oder Rindfleischbrühe
- 1 Pck. Knödel-Pulver halb und halb für 750 ml Wasser
- 150 g Crème fraîche
- geriebene Muskatnuss

Zubereitung:

1. Breite auch bei diesem Rezept folgendes vor: Zwiebeln und Knoblauch schälen, würfeln. Paprikaschoten putzen, waschen und würfeln. Fleisch waschen, trocken tupfen und würfeln.
2. Erhitze jetzt Öl in einem Topf und brate das Fleisch in 3 Portionen an. Würze es mit Salz und Pfeffer und nimm das Fleisch anschließend heraus.
3. Brate nun Zwiebeln, Knoblauch und Paprikawürfel im Bratöl an und gib auch ca. 1 TL Thymian hinzu. Nach ca. 5 Minuten solltest du das Fleisch wieder zugeben, mit Paprikapulver und Mehl bestäuben und das Tomatenmark einrühren. Lösch es mit der Brühe ab und lass es zugedeckt für ca. 1 Stunde schmoren.

4. Als nächstes verrühre das Knödelpulver mit 600 ml Wasser. Rühre die Crème fraîche unter, würze es mit Muskat, Salz und Pfeffer und lass es für ca. 10 Minuten quellen. Diese Masse ergibt ca. 42 kleine Knödel.
5. Gib diese in kochendes Salzwasser und lass sie für 15 – 18 Minuten ziehen. Danach sollten sie gar sein. Gib die Klößchen vorsichtig zum Abtropfen in ein Sieb.
6. Sollte der Eintopf noch nicht dick genug sein, evtl. etwas Saucenbinder unterrühren und noch mal aufkochen lassen.
7. Kräftig mit Salz, Pfeffer und Thymian abschmecken. Und schon kannst du den Rindfleischtopf auf einen Teller geben und die Mini-Knödel darin servieren.

Elsässer Baeckeoffe

Zutaten für 4 Personen:

- 200 g Rindergulasch
- 200 g Schweineschulter
- 200 g Lamm- oder Hammelfleisch
- 1 EL Öl
- 400 g Kartoffeln geschält
- 2 mittelgroße Zwiebeln

- 2 Stangen Lauch
- 2 mittelgroße Möhren
- 0,5 l Riesling trocken
- Butter für die Form
- Butterflocken für "Obendrauf"
- Salz, Pfeffer
- Knoblauch-Granulat
- Muskat gemahlen
- Piment gemahlen
- 3 Lorbeerblätter

Zubereitung:

1. Schneide als erstes die 3 Fleischsorten in mundgerechte Würfel und würze sie gut mit Salz, Pfeffer und Knoblauch. Danach werden diese leicht in Öl angebraten und beiseite gestellt.
2. Schneide das komplette Gemüse inkl. der geschälten Kartoffeln in Scheiben oder Ringe, würze es mit Salz, Pfeffer und gemahlenem Piment und stell es auch zu Seite.
3. Nun die Hälfte der gewürzten Kartoffelscheiben als unterste Schicht in die Form geben. Darauf die Fleischwürfel (den Sud ebenfalls) und darüber das gut gewürzte, rohe Gemüse geben. Als Oberste, letzte Schicht die andere Hälfte der Kartoffelscheiben legen, die leicht zerbrochenen

Lorbeerblätter gleichmäßig darauf verteilen und den Weißwein über alles gießen. Die Flüssigkeit sollte 1/3 der Form füllen. Jetzt den Deckel drauf und alles für zunächst 45 Min in den Backofen.

4. Nach Ablauf der Zeit entferne den Deckel, verteile Butterflocken auf der obersten Kartoffelschicht und schieb es nochmals für 15 Minuten in den Ofen. Die Kartoffeln sollten nun auch etwas Farbe haben.
5. Und schon kannst du servieren.

Wenn ich dir einen Tipp bzgl. eines Getränkes geben darf: Nimm einen gut gekühlten Riesling. Dieser passt am besten zu diesem Gericht.

Hausmannskost

Würziges Reisfleisch á la Grandma

Zutaten für 2 Portionen

- 1 große Tasse Langkornreis - 250 g
- 2 große Tassen Gemüsebrühe - 500 ml
- 300g Putenfleisch in Würfel geschnitten
- 2 klein gehackte Zwiebel
- 2 EL Tomatenmark
- 2-3 EL Paprikapulver (scharf oder mild)
- Salz
- Pfeffer
- 1 Prise getrockneter Majoran
- 1 großes Lorbeerblatt
- 1 EL Essig
- 1 gehackter Knoblauch (Bei Bedarf)
- Schnittlauch zum garnieren
- Olivenöl zum Anbraten

Zubereitung:

1. Erhitze Olivenöl in einem weiten Topf und dünste darin die Zwiebel glasig an.
2. Gib anschließend die Putenfleischwürfel hinzu und würz das Fleisch mit Salz und Pfeffer. Achte darauf, dass du das Fleisch von allen Seiten gut anbrätst.

3. Gib anschließend den Reis hinzu und dünste auch diesen an. Tomatenmark, sowie das Paprikapulver untermischen und ganz kurz anrösten, da das Tomatenmark sonst bitter wird.
4. Nun ist es an der Zeit es mit einem Schuss Essig ablöschen, die Gemüsebrühe, den Majoran, sowie das Lorbeerblatt dazuzugeben und alles so lange zugedeckt köcheln zu lassen, bis keine Flüssigkeit mehr im Topf ist. Richte das Reisfleisch auf einem tiefen Teller an und bestreue es mit Schnittlauch.

Soljanka

Zutaten für 4 Personen:

- 3 Stk. Zwiebeln
- 80 g Speck durchwachsen
- 50 g Schinken gekocht
- 50 g Schinken roh
- 100 g Kochwurst
- 2 Stk. Paprika rot
- 1 Stk. Möhre
- 5 Stk. Gewürzgurken
- 3 EL Tomatenmark
- 2 EL Paprikamark (Ajvar)
- 250 ml Gurkenwasser

- 1 Tasse Sauerkraut abgetropft frisch
- 1 Liter Brühe
- 1 EL Kapern
- 1 Stk. Knoblauch
- 1 Stk. Lorbeerblatt
- 1 Becher Saure Sahne
- 1 Prise Majoran
- 1 Prise Salz, 1 Prise Pfeffer

Zubereitung:

1. So gelingt dir dieses Gericht: Die Zwiebeln schälen und fein hacken, den Speck kleinschneiden. Schinken, Wurst, Paprika und Möhre ebenfalls kleinschneiden und hinzufügen. Den Knoblauch fein hacken und dazugeben, das Tomaten- und Paprikamark unterrühren.
2. Alles mit Gurkenwasser und Brühe ablöschen. Das Sauerkraut, die Kapern und das Lorbeerblatt hinzufügen und mitschmoren.
3. Die Gewürzgurken in Scheiben schneiden und unterrühren. Mit den Gewürzen abschmecken und 30 Minuten auf kleiner Flamme schmoren.
4. Mit einem Klecks saurer Sahne und einer Zitronenscheibe servieren.

Hähnchen-Eintopf mit Mais und Paprika

Zutaten für 4 Portionen:

- 3 Hähnchenkeulen (à ca. 300 g)
- 2 Paprikaschoten (1 rote, 1 gelbe)
- 3 Zwiebeln
- 2 Zweige Thymian
- 5 Eiertomaten (ca. 375 g)
- 2 EL Olivenöl
- Salz und Pfeffer
- 3 EL Tomatenmark
- 400 ml Geflügelbrühe
- 2 EL Worcestersauce
- 250 g Mais (tiefgekühlt)

Zubereitung:

1. Zunächst die Hähnchenkeulen waschen und trockentupfen, die Haut abziehen, das Fleisch von den Knochen lösen und grob würfeln.
2. Als nächstes solltest du die Paprikaschoten vierteln, entkernen, waschen und in 1 cm große Würfel schneiden, die Zwiebeln schälen und ebenfalls würfeln, den Thymian waschen, trockenschütteln, Blättchen abzupfen und hacken, die Tomaten waschen, die Stielansätze keilförmig

herausschneiden und die Tomaten in Würfel schneiden.
3. Danach erhitze etwas Öl in einem Topf und dünste darin die Paprika- und Zwiebelwürfel bei mittlerer Hitze für 5-6 Minuten an. Die Zwiebeln sollten hellbraun sein.
4. Füge den Thymian hinzu und würz das Gericht mit Salz und Pfeffer. Rühre anschließend das Tomatenmark unter und lass auch dieses kurz andünsten.
5. Gib nun die Hähnchenstücke und die gewürfelten Tomaten mit Brühe und Worcestersauce dazu, lass das Ganze aufkochen und zugedeckt 25 Minuten bei kleiner Hitze schmoren.
6. Zum Schluss wird der Mais hinzugegeben, alles erneut aufgekocht, für 5 weitere Minuten geschmort und nochmals mit Salz und Pfeffer abgeschmeckt.

Tafelspitzeintopf mit grünen Bohnen

Zutaten für 6 Portionen:

- 3 Zwiebeln
- 800 g Tafelspitz
- Salz und Pfeffer
- 2 EL Rapsöl

- 1200 ml Rinderbrühe
- 600 g grüne Bohnen
- 500 g Kartoffeln
- 3 Stiele Bohnenkraut
- 3 Stiele Petersilie
- 1 Stück frischer Meerrettich (ca. 50 g)

Zubereitung:

1. Schäle als Erstes die Zwiebeln und schneide sie in feine Streifen.
2. Schneide danach den Tafelspitz in 3 cm große Würfel und würze es mit Salz und Pfeffer.
3. Erhitze nun das Öl in dem Topf und gib die Zwiebeln hinein. Diese sollen leicht glasig angedünstet sein.
4. Gieß anschließend die Brühe hinzu, gib das Fleisch hinein und lass alles nun 1 ¼ Stunde kochen.
5. Inzwischen kannst du die grünen Bohnen putzen, waschen und halbieren, die Kartoffeln waschen, schälen und grob würfeln, die Petersilie waschen, trockenschütteln, die Blättchen abzupfen und fein hacken, den Meerrettich schälen und fein reiben und das Bohnenkraut waschen, trockenschütteln und die Blättchen abzupfen.
6. Nach 55 Minuten der Kochzeit gib die Bohnen, die Kartoffeln und das

Bohnenkraut in den Topf und lass es mit garen.

7. Gib als letztes die Petersilie in den Topf, würz die Mischung mit Salz und Pfeffer und serviere den Meerrettich separat zu diesem Eintopf. Er wird eine tolle Ergänzung sein.

Eintopfgerichte: Bratwursttopf

Zutaten für 4 Personen:

- 3 Stück Bratwurst grob/Schweinsbratwurst grob
- 4 Stück Kartoffeln
- 2 Stück Zucchini
- 1 Stück Paprikaschoten rot
- 1 Dose Tomatenwürfel Konserve
- Salz und Pfeffer bunt
- Curry
- Paprika edelsüß
- 2 Stück Fleischbrühe (Würfel)
- 1 Esslöffel Balsamico-Essig
- 1 Liter Wasser
- Soßenbinder dunkel
- 1 Teelöffel Rapsöl

Zubereitung:

1. Wasche und schneide die Kartoffeln, die Zucchini und die Paprikaschote in gleichmäßige Stücke.
2. Erhitze in einem Brattopf Rapsöl. Bis das Öl heiß ist, drücke die Wurstmasse der Bratwurst hinaus und fülle sie zu kleinen Bällchen.
3. Gib sie in den Topf und brate sie von allen Seiten gut an. Sodann lösch es mit dem Balsamico ab und koch das Gericht nochmals kurz auf.
4. Gib die Tomaten aus der Dose hinzu und rühre nun gut um.
5. Nun noch mit Salz, Pfeffer, Curry- und Paprikapulver würzen, Wasser hinzugeben, die Kartoffeln, Zucchini, Paprika beifügen und den Brühwürfel dazu geben.
6. Jetzt ist es wichtig nochmals gut umzurühren und das Gericht im geschlossenen Topf bei mittlerer Hitze für ca. 20 Minuten garen zu lassen.
7. Anschließend mit dem dunklen Soßenbinder die Soße binden und servieren.

Zu diesem Gericht kannst du sehr gerne frisches Brot und Salat servieren.

Massaman Curry mit Rindfleisch, Süßkartoffeln und Erdnüssen

Zutaten für 4-6 Portionen:

- 1 Portion Massaman Currypaste
- 800 ml Kokosmilch
- 500 g Rindfleisch (z. B. Brust oder Schulter)
- 5 Zwiebeln
- 2-3 Kartoffeln
- 1 Süßkartoffel
- 5 Kardamomkapseln
- 3 Lorbeerblätter
- 2 EL Fischsauce (optional)
- 1 EL Tamarindenpaste
- 1 EL Zucker
- 1/2 TL Zimt
- 100 g Erdnüsse
- Öl

Zubereitung:

1. Das Fleisch in große Würfel schneiden.
2. Etwas Öl in einem Topf erhitzen und die Currypaste hinzugeben. Unter ständigem Rühren für ein bis zwei Minuten anrösten.
3. Anschließend das Fleisch hinzugeben und 400 ml der Kokosmilch sowie 100 ml Wasser hinzufügen. Kardamom,

Lorbeerblätter, Fischsauce, Tamarindenpaste, Zucker und Zimt ebenfalls in den Topf geben und alles für eine Stunde bei schwacher bis mittlerer Hitze köcheln lassen.

4. Nach dieser Stunde viertel oder achtel die Zwiebeln (entsprechend der Größe). Gib sie zum Curry und lass das Gericht nochmals für eine Stunde leicht kochen.
5. Schneide zuletzt die Kartoffeln und Süßkartoffeln in Würfel und gib sie zusammen mit der restlichen Kokosmilch und den Erdnüssen zum Curry.
6. Nun lass das Gericht nochmals für 40 Minuten köcheln und sobald die Kartoffeln und das Fleisch zart ist kannst du es auch schon servieren!

Low Carb Gerichte

Bauerntopf

Zutaten für 3 Portionen:

400 g Rinderhackfleisch
300 g Karotten
100 g Tomatenmark
600 ml Gemüsebrühe
2 m.-große Paprikaschoten
1 m.-große Zwiebel
2 Zehen Knoblauch
3 EL Crème fraîche oder Schmand
Salz und Pfeffer

Zubereitung

1. Brate zunächst das Hackfleisch an.
2. Hack die Zwiebel und den Knoblauch klein und gib beides dazu. Schäle die Karotten, schneide es in kleine Scheiben und gib auch diese zum Hackfleisch. Brate es ca. 5 Minuten an. Rühre es ständig um.
3. Gib das Tomatenmark hinzu und vermische alles gut.
4. Lösche es mit der Brühe ab, koche es auf und lass den Eintopf bei geringer Hitze ca. 40 Minuten schmoren.

Schneide in der Zwischenzeit die Paprika in kleine Stücke. Gib diese jedoch erst in den letzten 10 Minuten der Garzeit hinzu.

5. Würze den Eintopf am Ende mit Salz und Pfeffer und gib sobald es auf dem Teller ist, etwas Crème fraîche drauf.

Gulasch mit Hähnchenfleisch und Sauerkraut

Zutaten für 2 Portionen:

- 250 g Hähnchenfleisch, oder Putenfleisch, geschnetzelt
- Öl (Erdnussöl)
- 250 g Sauerkraut, z.B. 3 Minuten Mildessa
- 1 m.-große Zwiebel
- 200 ml Hühnerbrühe
- viel Paprikapulver
- Salz und Pfeffer
- Kümmel
- etwas Schmand, oder Crème Fraiche

Zubereitung:

1. Das Hähnchengeschnetzelte in Öl in der Pfanne anbraten, klein geschnittene

Zwiebel dazugeben und mit der Hühnerbrühe ablöschen.
2. Gib nun das Sauerkraut (sehr lecker, wenn Speck drin ist) dazugeben und würz es mit Pfeffer, Salz und ganz viel Paprikapulver.
3. Lass die Brühe einkochen und gib ein wenig Kümmel darüber.
4. Zum Schluss gib noch einen Klecks Schmand darauf.

Mediterraner Fischeintopf

Zutaten für 2 Portionen:

- 2 Lachsfilet
- 2 Fischfilet, weiße (z. B. Pangasius-, Kabeljau- oder Seelachsfilet)
- 1 Pck. Garnelen
- 3 Dosen Tomaten, stückige
- 1 Bund Suppengrün
- Olivenöl
- 2 Lorbeerblätter
- 2 Zehen Knoblauch
- 1 m.-große Zwiebel, rot
- Kräuter der Provence
- Salz und Pfeffer
- Chili oder Cayennepfeffer
- Zitronenschale, unbehandelt, abgerieben

- evtl. Weißwein
- etwas Zucker, evtl.
- n. B. Wasser

Zubereitung:

1. Schwitze zunächst die roten Zwiebeln zusammen mit dem gehackten Knoblauch und den Lorbeerblättern in etwas Olivenöl an.
2. Gib nun das sehr klein geschnittene Suppengrün und den Zitronenabrieb dazu und schwitz alles solange an, bis das Gemüse etwas Farbe bekommen hat, und sich Röstaromen entwickelt haben. Sollte Zucker verwendet werden, diesen nun dazugeben und das Gemüse kurz karamellisieren lassen.
3. Nun lösch alles mit etwas Weißwein ab und lass es kurz einkochen, sodass der Alkohol zunächst etwas verschwindet und nur das reine Weinaroma bleibt. Solltest du keinen Weißwein verwenden, gib die Tomaten aus den Dosen direkt dazu. Gib etwas Wasser drauf und alles kurz auf- bzw. einkochen lassen.
4. Würze das Gericht mit Salz, Pfeffer, Kräutern der Provence und Chili oder Cayennepfeffer nach deinem Geschmack.
5. Nun gib noch den Fisch dazu und lass auch ihn 5 Minuten mit garen.

Anschließend die Garnelen dazugeben und lasse diese kurz in der Suppe ziehen.

6. Nun ist es an der Zeit das Gericht zu servieren!

Katalanischer Meeresfrüchte-Topf

Zutaten für 2 Portionen:

- 1 m.-große Zwiebel
- 1 Stange Porree
- 1 EL Olivenöl
- 1 Zehe Knoblauch
- 1 Dose Tomaten, geschälte (400 g)
- 100 ml Weißwein, trockener, spanischer
- 250 g Meeresfrüchte, gemischt, TK
- 250 g Fischfilet, z. B. Seelachs
- Salz und Pfeffer, schwarzer, frisch gemahlen
- 1 kl. Dose Safran
- 1 TL Chiliflocken, getrocknete
- 2 EL Sherry, trockener

Zubereitung:

1. Taue zunächst den Fisch und die Meeresfrüchte langsam auf. Schäle und Würfel die Zwiebel. Putze und schneide den Porree in Ringe!

2. Erhitze das Öl in einem Topf. Schäle den Knoblauch. Hacke ihn klein und gib ihn auch dazu. Füge jetzt auch die Zwiebel, den Porree und die Tomaten hinzu.
3. Gieß etwas Weißwein an und gib die Meeresfrüchte ein. Würze die Mischung mit Salz, Pfeffer, Safran und Chiliflocken. Köchel es für ca. 10 Minuten.
4. Würfel nun noch das Fischfilet und würze es mit Salz und Pfeffer. Verfeinere den Meeresfrüchtetopf mit Sherry und rühre die Fischwürfel ein. Lass es nun nochmal 7 Minuten auf sehr kleiner Stufe. Und schon ist es an der Zeit diesen Eintopf mit Brot zu servieren.

Haftungsausschluss

Die Inhalte dieses Buches wurden mit größter Sorgfalt erstellt. Für die Richtigkeit, Vollständigkeit und Aktualität der Inhalte können wir jedoch keine Gewähr übernehmen. Sie spiegeln die persönliche Meinung, die ausführliche Recherche und die Meinung des Autors wieder. Der Autor übernimmt daher keine juristische Verantwortung oder Haftung für Schäden, die durch eventuelle Fehler oder kontraproduktive Ausübung durch den Leser entstehen. Dieses Buch ist eine Anleitung zu möglichen Erfolgsstrategien und keine Garantie für Erfolge. Der Autor übernimmt daher keine Verantwortung für das Nicht-Erreichen der im Buch beschriebenen Ziele.

Impressum

1. Auflage

Kontakt: Detlef Groeger Schulstr.84 26524 Berumbur
Covergestaltung: Hannah Heckmann
Coverfoto: depositphotos.com

Printed in Germany
by Amazon Distribution
GmbH, Leipzig

20105734R00059